TRAITÉ

DE L'ORIGINE

DES GLAIRES,

DE LEURS EFFETS, ET DES DÉSORDRES QU'ELLES
PRODUISENT DANS L'ÉCONOMIE ANIMALE,

AVEC

L'exposé de la méthode à suivre pour les guérir
efficacement soi-même, par l'usage de l'*Élixir
tonique anti-glaireux*.

(*Voyez* pour la manière de s'en servir, pag. 24.)

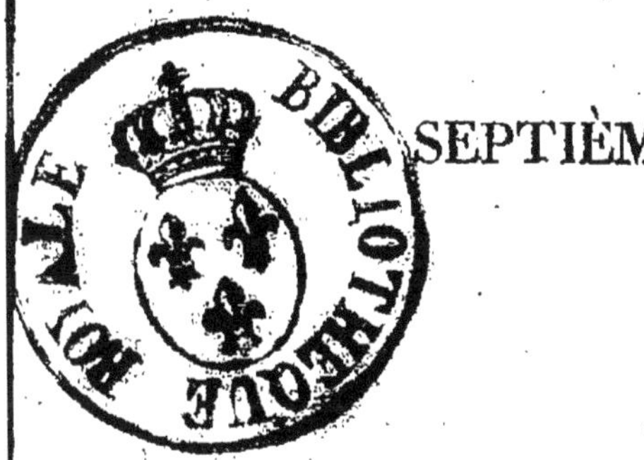

SEPTIÈME ÉDITION.

Le Dépôt de l'Élixir anti-glaireux a été établi par
l'auteur chez M.

à

1823.

Afin d'éviter toute infidélité, l'auteur ne reconnaît pour authentiques que les bouteilles portant un cachet en cire verte sur le bouchon, un médaillon en verre avec son chiffre et une étiquette revêtue de sa signature.

En conséquence, toute autre personne que les dépositaires autorisés par lui dans les départemens, qui se permettraient de vendre l'Élixir tonique anti-glaireux, doivent être considérées comme des contrefacteurs et seront poursuivies comme tels.

On doit toujours exiger l'instruction qui accompagne la bouteille.

Rue de la Michaudière, N° 2, A PARIS.

IMPRIMERIE DE GOETSCHY, RUE LOUIS-LE-GRAND, N° 27.

AVERTISSEMENT.

FILS d'un père goutteux et d'une mère douée
d'une constitution lympatique, à peine sorti de
l'enfance, je fus assailli par des maladies graves,
qui mirent ma vie dans un imminent danger. On
attribua aux effets de la croissance, à la présence
des vers intestinaux, au rachitis, un état qui
n'était dû qu'à la surabondance des glaires, qui
neutralisaient toutes mes fonctions, et dont il
aurait suffi de me délivrer pour me rendre les
forces et la santé; mais bien au contraire, ceux
qui furent appelés pour-me donner des soins,
prétendirent que ma maladie était le résultat de
ce qui leur a plu d'appeler une *fièvre muqueuse*,
dénomination vide de sens, qui, ne fournissant
rien à leur esprit, devait tout naturellement ne
rien produire non plus dans leur intelligence
pour me guérir, puisque dans ces temps là on
avait tout dit lorsqu'on avait affirmé qu'un individu était affecté de la *fièvre muqueuse*, comme
aujourd'hui lorsqu'on a conseillé les sangsues et

l'eau gommée, tristes effets de la mode et du caprice qui s'introduisent dans les têtes de ceux qui exercent le plus grave et le plus important de tous les ministères pour le bonheur des hommes.

Telle est l'origine du goût que je contractai pour la médecine en général, et pour l'étude des affections glaireuses en particulier ; je tournai toutes mes vues vers l'utile dessein de débarrasser l'homme d'une matière inutile qui l'absorbe, qui l'accable ; je me rendis familiers tous les auteurs qui ont écrit sur ce sujet important ; je n'ai rien négligé pour observer toutes les complications produites par l'humeur glaireuse. C'est donc le résultat de vingt années d'expériences que j'offre au public, et ceux qui me connaissent savent que l'état actuel de ma santé, jadis si frêle et si débile, parle plus éloquemment que tous les discours en faveur de ma méthode.

DES GLAIRES,

DE LEURS EFFETS ET DES DÉSORDRES QU'ELLES PRODUISENT DANS L'ÉCONOMIE ANIMALE.

CHAPITRE PREMIER.

Des Glaires en général.

IL y a peu de sujet qui ait excité autant de contestations parmi les médecins, que les glaires, et cependant il n'y a rien de plus évident que l'existence de cette humeur qui occasionne une infinité de maladies.

Comme les passions et la mode exercent malheureusement pour les malades, une trop grande influence sur les opinions médicales, on a vu tour-à-tour des médecins nier l'existence des glaires, tandis que d'autres s'efforçaient de démontrer qu'elles étaient la seule cause et la véritable origine de tous nos maux.

Quelle devra être, dans ce dédale d'opinions disparates, la conduite du praticien modéré que l'amour du bien anime ? Il me semble que sans tenir aucun compte de toutes ces théories futiles que l'orgueil enfante, et de ces vaines spéculations que l'expérience dément chaque jour, il doit se borner à consulter la nature qui trompe rarement, à la diriger quelquefois, lorsqu'elle s'égare, et à profiter enfin des observations qui ont été faites par les médecins philosophes qui ont illustré la médecine.

En cherchant à établir l'efficacité de *l'Elixir tonique anti-glaireux* dans un très-grand nombre d'affections primitives ou secondaires , produites par les glaires, je ne négligerai rien pour remplir l'engagement que je viens de prendre d'être fidèle à la vérité, de ne suivre pour guide que l'expérience et l'observation pratiques. Je dois, avant tout, prévenir le lecteur que la plus grande partie des faits que j'aurai occasion d'avancer, ont été observés par moi, et que ceux qui m'ont été transmis des départemens et de l'étranger ont été recueillis par des médecins dignes de foi , aussi recommandables par leurs talens que par la juste considération dont ils jouissent. (1)

---

(1) Si l'on voulait juger de l'étendue de nos connaissances sur une affection quelconque d'après le nombre de volumes auxquels elle a donné lieu , on pourrait croire qu'il n'y a peut-être pas un objet en médecine qui fut plus complètement traité que celui qui est relatif aux glaires. Mais quand on veut élaguer de ces différens ouvrages tout ce qu'il y a de vague et d'incertain , on ne tarde pas à s'apercevoir que les notions que nous avons sur cette maladie sont encore très-imparfaites.

Quand une maladie donne lieu à tant d'opinions diverses, ons serait heureux d'avoir une monographie où toutes les opinions fussent rapportées et jugées ; toutes les méthodes de traitemens comparées et appréciées suivant leur degré d'utilité : c'est ce que j'ai essayé de faire dans cet opuscule.

Je m'attends bien que dans un moment où la médecine éprouve non-seulement en France , mais dans toutes les écoles de l'Europe , des changemens considérables , au moment où cette révolution , ces bouleversemens ont été nécessités par les mauvais résultats des anciennes doctrines , je m'attends bien , dis-je , que ceux qui tiennent plus à leurs opinions qu'au salut des malades , crieront à l'exagération , et peut-être même au charlatanisme , lorsqu'on verra que je suis parvenu à prouver

Définition des Glaires.

Les anciens qui avaient donné aux glaires les noms de *pituite* ou de phlegme, les définissaient une humeur visqueuse et collante qu'on rencontre à la surface des membranes muqueuse. Ils en distinguaient de quatre espèces, 1° vitrée, 2° douce, 3° acide, 4° salée.

Tous les organes exhalans produisent des mucosités; et si l'on pouvait mesurer avec exactitude la quantité de cette humeur, qui est filtrée par tous les émonctoires, on trouverait qu'elle surpasse en pesanteur toutes les autres évacuations.

Il est facile de concevoir d'après cela, combien sa surabondance, ses changemens de nature et de direction doivent influer sur les phénomènes de notre organisation et altérer la santé.

Cette matière n'a pas toujours la même couleur et la même consistance; son aspect varie selon qu'elle est produite par un organe ou par un autre, et selon l'âge, le tempérament et l'ancienneté de la maladie. Les glaires sont le plus ordinairement blanches, grisâtres ou d'une couleur jaune striée de noir; leur consistance varie de-

---

qu'un très-grand nombre de maladies reconnaissent pour cause les glaires, et que par conséquent je veux sortir de l'ornière commune et simplifier les traitemens en renversant l'échafaudage des doctrines chimériques et en allant droit au fait, pour rendre évident et palpable qu'il n'y a qu'un seul agent qui produit, je ne dis pas toutes les maladies exclusivement quelles qu'elles soient, comme le prétendent ceux qui ex-sanguinent aujourd'hui les malades, mais bien celles occasionnées ou compliquées par des glaires, et la cathégorie de celle-ci est beaucoup plus étendue qu'on ne le pense.

puis la limpidité de l'eau jusqu'à l'épaisseur de la gelée. Celles qui se forment dans l'estomac sont communément plus aqueuses que celles que les poumons exhalent, et que l'on expectore le matin.

Les enfans sont assez généralement surchargés de glaires, et presque toutes leurs maladies sont occasionnées par l'excès de cette humeur qui produit des fièvres lentes et difficiles à guérir, lorsque surtout on préfère les amers aux évacuans. Les médecins qui s'obstinent à appeler ces maladies de l'enfance des *fièvres muqueuses,* en substituant un mot à un autre, feraient bien mieux d'expulser dans les glaires, la cause du mal, que de s'attacher à un résultat qui disparaît aussitôt que la cause est détruite.

A cet âge, les os, les chairs sont, pour ainsi dire, imprégnés de phlegmes plus ou moins visqueux. Ceux surtout dont le teint est pâle, les cheveux peu colorés, en sont très fatigués; ils sont sujets au dévoiement; ils ont des vers, de fréquentes indigestions, etc.

Les glaires qui se déposent dans la vessie, et qui donnent naissance à la maladie si fréquente et si funeste appelée *catarrhe de la vessie,* sont d'apparence graisseuse; on les aperçoit flotter comme de l'huile à la surface de l'urine; pendant qu'elle est tiède, et à mesure qu'elle froidit s'en séparer. Celles qui empâtent le foie donnent lieu à des obstructions; lorsqu'elles ont leur siège dans les articulations, elles produisent la goutte, etc.

En général, les engorgemens pituiteux sont modifiés par l'âge; liquides chez les enfans, les glaires sont visqueuses, consistantes et presque solides chez les vieillards. A cette époque de la vie on éprouve une peine infinie à s'en débarrasser, par la raison très-facile à saisir que tous les émonctoires sont plus ou moins obstrués dans la vieillesse, la transpiration est nulle, et l'exhalation pulmonaire considérablement diminuée, etc.

L'atonie glaireuse est des plus fréquentes chez les sujets cacochymes que les infirmités ont vieillis avant le temps ; aussi doit-on admettre ce genre d'altération dans la plupart des maladies chroniques. Les individus blêmes, bouffis, empâtés, ont les membranes muqueuses dans un état de débilité évidente ; les mucosités abondantes qu'ils évacuent, qu'ils vomissent, qu'ils mouchent, et qui transudent pour ainsi dire du tissu muqueux, prouvent assez la débilité de ce système. Les alimens qu'ils prennent, noyés dans une mucosité glaireuse surabondante, sont mal digérés, donnent lieu à un chyle imparfait qui accroit encore la source du m^e l'air qui n'arrive dans les radicules pulmonaires qu'à travers des parois tapissées d'une couche visqueuse, ne produit qu'une hématôse (formation de sang) vicieuse. Le sang veineux s'en retourne du cœur sans avoir acquis toutes les qualités artérielles qu'il venait y puiser. On comprend combien les fonctions vitales doivent languir chez les individus accablés de cet excès de glaires, les fluides réparateurs n'acquérant pas les qualités nécessaires, laissent l'organisme dans un état permanent d'imperfection qui peut avoir les suites les plus funestes, si l'art ou la nature ne viennent promptement à son secours, en procurant l'évacuation de cette humeur malfaisante, et en rendant aux membranes la tonicité qui leur est nécessaire pour s'en débarrasser elles-mêmes.

CHAPITRE II.

Symptômes qui indiquent la présence des Glaires.

Beaucoup de personnes demandent sans cesse à quoi elles peuvent reconnaître si elles ont des glaires. Rien n'est, ce me semble, plus facile à déterminer. Est-ce que l'expectoration abondante de matières aqueuses, claires et filtrantes, ne prouve pas suffisamment la présence des glaires? D'ailleurs la sécheresse et l'aridité de la peau, les fréquentes éructations, la pâleur des lèvres, l'enrouement, l'oppression, la sputation de matières visqueuses, les borghorismes qui occasionnent des soulèvemens d'estomac, la longueur et la difficulté des digestions, presque toujours suivies d'un sentiment de pesanteur à la région cordiale, les douleurs articulaires, les pertes blanches, chez les femmes, tous ces symptômes ne démontrent-ils pas l'existence des glaires?

Chaque homme apporte en lui-même des moyens de conservation que la nature lui a donnés, et des agens de destruction, dont la présence n'est que trop bien décélée lorsqu'une maladie se développe. Des individus en apparence forts, doués d'un tempérament robuste sont souvent les premiers qui succombent. Ne voit-on pas tous les jours des sujets dont la constitution se modifie tout-à-coup, et qui, secs et bileux, semblaient devoir n'être jamais atteints d'affections humorales, expectorer, dans des temps humides, une abondante quantité de glaires, qui s'engendrent et s'accumulent surtout pendant la nuit d'une manière effrayante sur les surfaces bronchiques et trachéales, et déterminent de violens et pénibles efforts de toux, la rupture des vaisseaux du poumon, des suffocations imminentes, principalement chez les sujets cachochymes et gras qui ressentent des affaiblissemens de l'estomac, l'apoplexie séreuse, devenue aujourd'hui si commune, la phthysie tuberculeuse, etc. ?

CHAPITRE III.

Des causes qui produisent les Glaires.

Deux ordres de causes concourrent à la production et au développement des glaires, les unes sont internes et les autres externes ; mais comme les agens extérieurs combinent leur action avec les causes intérieures, il serait difficile de les distinguer. Je vais énumérer seulement celles qui agissent le plus immédiatement sur nous.

Plusieurs de ces causes, intérieures ou extérieures peuvent favoriser d'une manière extraordinaire et souvent inexplicable, la production des glaires. Nous avons déjà dit que leur sécrétion était subordonnée à un changement dans le mode d'action des membranes muqueuses. Toujours elles sont le résultat de la langueur des fonctions de la peau, dont les sécrétions, à cause de l'étroite sympathie qui lie son action à celle des membranes muqueuses, sont en raison inverse de l'action de ces membranes. Sous ce rapport, toutes les circonstances débilitantes peuvent être considérées comme des causes prédisposantes des glaires ; ainsi elles sont en quelque sorte l'apanage de la première enfance et de l'extrême vieillesse. Les femmes y sont plus sujettes que les hommes ; les individus d'un tempérament lymphatique y sont spécialement exposés. Elles se manifestent fréquemment chez les sujets faibles ou débilités par des excès. L'usage exclusif des substances aqueuses, mucilagineuses, des farineux, des huiles et des corps gras ; celui des jeunes plantes, des semences et des fruits non mûrs, des viandes blanches et glutineuses, de celles des jeunes animaux, y disposent singulièrement ; il en est de même d'une alimentation trop abondante ; les températures et les contrées froides et humides, les saisons pluvieuses, les pays marécageux, les habitations obscures et peu aérées, favorisent aussi leur formation. Le sommeil prolongé dans un lieu où l'air n'est pas renouvelé contribue également à les produire. Le chagrin, la tristesse et les autres affections pénibles de l'âme, en refoulant les forces de la périphérie au centre, ne sont pas moins propres à y disposer ; mais la vie sédentaire, l'oisiveté, la mollesse et le défaut d'exercice en sont les causes les plus puissantes (1).

Plus les organes qui s'obstruent dans ces répercussions d'humeurs sont essentiels à la vie, plus les fonctions vitales sont profondément lésées. La disposition au dessèchement de la peau augmente de toutes parts, les sécrétions ordinaires se suppriment peu à peu, une faiblesse totale paralyse même les facultés intellectuelles ; le malade devient soucieux, rêveur et taciturne ; mais si, après avoir été transportée de la surface à

____

(1) Dict. des Sc. méd. vol. 18.

l'intérieur, la matière, devenue étrangère, ne peut trouver une issue quelconque, il survient des accidens aussi variés que difficiles à prévenir. Je dois observer que dans les cas semblables, lorsqu'il y a refoulement à l'intérieur, il est très-rare qu'il y ait simultanément écoulement de glaires, soit par les poumons et l'estomac, soit par les voies intestinales.

Mais les glaires prennent souvent une route toute contraire, en sorte que deux effets inverses produisent le même résultat. Il n'est pas rare, surtout dans les pays humides et froids, de voir des individus dont les fonctions intérieures s'exécutent très-mal avoir l'apparence de la meilleure santé et être dans un état complet d'obésité. Chez ceux-là toute la matière abandonnant les membranes intérieures qui ne sont plus suffisamment humectées, se porte à la peau, en découle pour ainsi dire comme une rosée, obstrue tous les réseaux cutanés et détermine des affections dartreuses bien opiniâtres qu'on ne parvient à modérer que par des écoulemens méthodiques et régularisés, en conservant aux viscères qui dépérissent l'humidité qui leur est nécessaire. Il est pas superflu de dire que plus ces transports d'humeurs sont subits et inattendus, plus le danger qui les accompagne est imminent et grave.

Si les affections vives et subites de l'âme peuvent, en agitant trop fortement les humeurs qui entrent dans notre organisation, déterminer des accidens subits, les chagrins concentrés, une habitude de tristesse qui tient le cœur et les principaux vaisseaux dans une constriction presque continuelle, occasionnent la déprava-

tion des fluides , des altérations locales , des engorgemens squirrheux qu'on ne peut souvent apprécier et
reconnaître que lorsqu'ils sont au-dessus des ressources
de l'art. Enfin tous les moyens de la médecine deviennent superflus lorsqu'aux causes que je viens d'énumérer il faut en ajouter d'autres qui résultent d'excès dans
les plaisirs, d'habitudes funestes, etc.

CHAPITRE IV.

*Erreur des médecins sur l'origine de la plupart
des maladies, et sur le traitement et le règne
qu'il convient de leur opposer pour les prévenir ou les guérir.*

C'est un bien grand scandale pour ceux qui sont familiers avec l'histoire de la médecine que cette divergence
d'pinion, que cette versatilité presque continuelles dans
les théories médicales.

Peut-on sans frémir d'effroi lire les éternelles invec-
tives que se sont adressées de tous les temps les médecins qui n'appartiennent pas aux mêmes écoles ou
qui ne professent pas les mêmes opinions ? Ils se di-
sent tous héritiers des doctrines hyppocratiques ; ils
en appellent sans cesse à l'observation des faits ; mais
ces faits là, mais l'observation elle-même tout utiles
qu'ils pourraient être , demeurent sans aucune valeur
aux yeux de l'homme judicieux qui s'aperçoit que chacun observe ce qu'il veut observer, et ne voit que ce
qu'il veut bien voir. Chacun court après une chimère
et la réalise à son gré. Que de systèmes, depuis long-

temps enfouis dans l'oubli, n'ont pas désolé le monde !
De nos jours nous avons vu les restes d'une médecine
active qui moissonnait les malades par milliers, en
les gorgeant de substances nuisibles, ou tout au moins
inutiles. Ces polypharmaques furent remplacés par les
partisans d'une doctrine qui rangeait toutes les maladies sans exception en deux classes, et dont le traitement consistait à affaiblir ou à fortifier. Ceux-ci
furent suivis des créateurs de la médecine expec-
tante, plus économes de médicamens; ils se bornaient
dans tous les cas à ne donner que de l'eau d'orge et à
laisser la maladie aller son train, jusqu'à ce que le malade fut mort ou guéri; ils ne tuaient pas, il est vrai,
mais ils laissaient mourir.

Comme il sera toujours d'usage parmi les hommes de
couvrir les plus grandes fautes d'un beau nom, on ap-
pela ce genre de traitement, *la médecine du symptôme,*
c'est-à-dire de ceux qui sans tenir compte du passé ni
sans rien prévoir de l'avenir, vont au jour le jour.

Que penser de ceux qui faisaient, disaient-ils, la
médecine palliative ? qui allaient calmant bien ou mal
les accidens avec de l'opium, sans étudier la cause
des maladies, ou qui employaient des moyens insuf-
fisans, sans énergie, qu'ils désignaient sous la dénomination inintelligible *d'altérans* ?.... Y a t-il rien de
plus extravagant que les divagations, les pratiques
nuisibles, les idées fausses qu'on s'était forgées sur
l'effet des prétendus *incisifs,* des *atténuans,* des *apé-
ritifs,* des *discussifs,* des *incrassans,* etc., rare mo-
dèle de confusion, d'ignorance et d'obscurité.

Enfin maintenant c'est bien pire encore, nous n'avons plus à faire aux médecins superstitieux et grossiers qui avaient une foi vive aux remèdes, ni aux *Browniens*, qui ne distinguaient que deux sortes de maladies, ni aux expectans, qui se contentaient de regarder sans agir. On prétend qu'il n'y a qu'une cause unique, et que, par conséquent, il ne doit y avoir qu'une seule manière de guérir, et malheureusement pour les infortunés malades, c'est dans le sang que la plupart des modernes voient la cause de tous nos maux; c'est le sang qu'il faut, selon eux, évacuer, qu'il faut régénérer. Tout ce que la raison, l'expérience, la philosophie médicale nous a appris, est perdu pour eux, ils ont renoncé à ce précieux héritage. Quel déplorable aveuglement ! Ce système dévastateur passera comme tous les autres ont passé, mais nous aurons long-temps à déplorer les ravages qu'il aura produits.

Celui qui à acquis des notions exactes et positives sur les causes et l'origine de nos maladies, appréciera facilement ces panacées universelles qu'un aveugle et cupide empirisme offre chaque jour à la crédulité publique. Mais si les partisans exclusifs de la médecine humorale sont tombés autrefois dans des excès dont le ridicule a fait justice, du moins étaient-ils dans le chemin de la vérité; car on ne saurait, sans mentir à l'évidence, se refuser à reconnaître que la plupart de nos maladies tiennent à l'altération des humeurs qu'il faut modifier par le régime ou expulser par des médicamens.

Étranger à tout système, j'ai employé ma vie à la recherche de la vérité. Une foule d'expériences m'ont prouvé qu'il n'y a point de méthode exclusive, et qu'il serait infiniment plus utile pour le perfectionnement de la médecine, l'avantage des malades, qu'on s'attachât à étudier chaque maladie dans cet esprit, et qu'un médecin y consacrât spécialement son temps et son intelligence. C'est parce que j'ai été pénétré de bonne heure de cette nécessité, que je me suis livré exclusivement à l'étude des maladies glaireuses, et que j'ai pu, je l'espère, donner des conseils utiles à ceux qui en sont affectés.

CHAPITRE V.

Du traitement des Glaires par l'Elixir tonique anti-glaireux.

Ceux qui ont avancé que les glaires n'ont par leur nature aucune qualité nuisible sont tombés dans une grande erreur; car l'expérience journalière démontre qu'il y a, au contraire, très-peu de maladies qui ne soient compliquées par cette humeur qui s'engendre en nous de mille manières, comme je crois l'avoir suffisamment démontré.

Il n'y a rien de plus bizarre, de plus déraisonnable que la série des moyens qui ont été proposés pour combattre les glaires : on eût dit que ceux qui les avaient conseillés prenaient à tâche de faire le contraire de ce que la nature, qu'il suffit d'aider, réclame dans ces cas-là.

2

A l'époque où l'administration des violens drastiques était considérée comme le remède par excellence contre toutes les maladies, on a préconisé avec enthousiasme la résine de jalap, la coloquinte seules ou unies aux acides, et selon l'usage, on en a raconté des cures merveilleuses.

D'autres ne réfléchissant pas que les glaires ne sont pas seulement dans l'estomac, mais dans toutes les cavités, dans toutes les parties de nous-mêmes, partout où il y a des membranes muqueuses, ont proposé les vomitifs comme des spécifiques (1). Il en est qui supposant les glaires dans les poumons, voulaient qu'on leur opposât des vapeurs aromatisées, l'acide Benzoïque, les préparations de scille, le macis, la myrrhe, le cachou, la muscade, enfin tout ce que la pharmacie renferme de plus excitant, et, par conséquent, de plus incendiaire.

Que dirai-je de ceux qui ont vanté l'emploi des moyens mécaniques, pour faciliter l'expulsion des glaires de la gorge et de l'estomac ? On trouve dans l'ouvrage de Domergue et dans l'Encyclopédie, l'histoire de plusieurs personnes qui se sont introduit dans la gorge, et fait pénétrer jusques dans l'estomac, de longues plumes de paon pour faire détacher de l'arrière bouche, de l'œsophage et du ventricule, des phlegmes épaissies. C'est bien mal connaître les procédés de la nature que d'user de semblables manœuvres, quand au lieu d'intervertir sa marche, on devrait, au contraire,

____

(1) Ibid. p. 420.

s'attacher à l'imiter; car les médecins peuvent-ils igno-
rer qu'il y a deux mouvemens distincts dans le tra-
jet que suivent les glaires pour parvenir à l'extérieur
du corps ? Celui des glaires intestinales qui a lieu de
haut en bas depuis l'œsophage jusqu'à l'anus, et celui
des voies aériennes qui a lieu de bas en haut depuis
les radicules bronchiques jusqu'à la bouche ou aux na-
rines.

Il faut l'avouer de bonne foi, et sans subtilité; il
n'y a qu'un seul moyen d'évacuer l'humeur glaireuse,
ou, sous d'autres termes, de détruire toutes les maladies qu'elle occasionne; ce sont les laxatifs toniques.
Honneur aux médecins philosophes qui, pour la première fois, faisant abnégation de tout intérêt per-
sonnel et de tout amour - propre, mirent cette doctrine en évidence à la fin du siècle dernier; honneur, à vous surtout Corvisart et Barthez, qui, pendant votre illustre carrière, fûtes l'effroi du men-
songe et du charlatanisme médical. — C'est vous qui
écrasâtes du poids de votre imposante autorité, les
petites vues de ces hommes qui ne savent rien prévoir ni rien éviter; c'est vous que je m'honore d'avoir
eu pour guides; c'est vous qui m'apprîtes à discerner
la vérité des fausses lueurs des théories qui égarent.
Vous achevâtes de rendre évident et palpable ce que
l'immortel Bordeu n'avait pu qu'esquisser. Vous prou-
vâtes qu'il existait dans le corps de l'homme une humeur
glaireuse, essentiellement nuisible, productrice de
presque toutes nos maladies passives, qu'il ne fallait pas
confondre avec les mucosités utiles, avec cette rosée
lymphatique, qui humecte et lubréfie nos cavités et

nos muscles, afin d'en rendre les mouvemens faciles et prompts.

C'est à vous que l'on doit l'heureuse idée d'avoir associé les toniques balsamiques aux minoratifs doux. Combien de malades périssaient suffoqués avant l'emploi de cette salutaire méthode, que dés hommes ignorans ou intéressés voudraient vainement proscrire aujourd'hui ! Mais le public est trop bien éclairé sur ses véritables intérêts pour l'abandonner. Il n'est personne qui ne sente bien que la source palpable de nos maladies se trouve dans les humeurs viciées qu'il faut expulser, comme on chasse un ennemi auquel on aurait tort de donner asyle, comme un serpent qu'il ne faut point réchauffer dans son sein.

Les théories erronnées que je m'efforce de détruire par l'expérience et le témoignage de tout ce qu'il y a eu de plus célèbre en médecine dans les temps modernes, ne pourraient supporter la comparaison d'un procédé simple, facile à concevoir, et dont le résultat est la santé de ceux qui en font usage.

A quoi bon, en effet, cet appareil formidable dressé contre une humeur qui prend si facilement son cours, lorsque pour l'expulser on se sert du seul moyen qui convienne? Pourquoi cette quantité de drogues disparates? Pourquoi déployer sans cesse la toute puissance des agens pharmaceutiques qui ne sont propres qu'à altérer les liqueurs et à faire perdre aux solides le ton qu'on ne saurait trop leur conserver ?

Si au lieu de répéter sans cesse routinièrement que les purgatifs agissent par indigestion, on mettait un peu dans la confidence de leur action les malades que leurs infirmités obligent d'en faire usage, ne serait-ce pas plus utile que de divaguer sans cesse? Et il n'y aurait en cela rien que de très-raisonnable, car ceux-là qui ont fait un grand usage des purgatifs, sont plus que d'autres en état d'en apprécier les effets.

On peut comparer aux alimens dont l'homme se nourrit, les purgatifs de la classe de l'élixir tonique, avec cette seule différence qu'ils ne substentent pas, mais qu'ils évacuent au contraire. Ils subissent un effet identique, pendant leur séjour dans l'estomac et dans les intestins. Après avoir été digérés, ils sont assimilés, à toute l'économie, parcourent tout l'appareil circulatoire, le cœur, les poumons, etc. pénètrent toutes les parties de notre être; ils en évacuent la corruption et les parties hétérogènes; ils exaltent toutes les fonctions bien loin de les diminuer, comme le croit le vulgaire des médecins; enfin après avoir pénétré à travers les émouctoires, la principale évacuation, la crise a lieu par le ventre, mais on aurait grand tort de croire que les purgatifs n'agissent que sur les intestins seulement. Je le demande, comment ferait-on dans les maladies du cerveau, de la poitrine, du foie, etc. où l'on fait un si salutaire usage des purgatifs, si ce moyen n'était que local et borné? Il faudrait être parfaitement étranger à toutes les lois de l'économie animale, pour ne pas demeurer convaincu que depuis le morceau de pain que l'homme introduit dans son corps pour prolonger sa vie, jusqu'au remède le moins actif en apparence qu'il prend pour rétablir sa santé, tout est soumis au même mouvement. Voilà le meilleur raisonnement qu'on puisse faire, je crois, pour prouver l'excellence des purgatifs et leur prééminence, dans tous les cas où il devient nécessaire d'expulser une matière nuisible et corrompue dont la présence doit occasionner les plus grands désordres; et certes, je n'en connais pas de plus dangereuse que les glaires qui se métamorphosent à l'infini.

Ceux qui ont observé le poumon sous le rapport pathologique, a dit le célèbre docteur Alibert, médecin du Roi, ont eu fréquemment à combattre cette accumulation de matière glaireuse, qui se forme soit à la surface propre de cet organe, soit dans l'intérieur des bronches, et à la suite de laquelle il survient souvent des toux et des catarrhes chroniques très-opiniâtres. On doit d'autant plus solliciter les selles dans ces sortes d'affections qu'il est constant, d'après l'observation des physiologistes, que l'action, augmenté d'un système, détourne assez habituellement les divers points d'irritation qui pourraient exister dans les autres. On voit souvent des personnes atteintes d'une difficulté extrême de respirer, se trouver infiniment mieux dès qu'on leur a administré un purgatif.

Les affections glaireuses qu'on n'a point encore étudiées sous tous leurs vrais points de vue, tiennent en grande partie à un défaut de contractilité vitale dans les viscères qui concourrent au travail digestif, et des glandes lymphatiques qui coopèrent à la nutrition. Ce défaut de contractilité se reconnaît bien manifestement à l'état d'intumescence qui survient dans tout le système glanduleux. Toute la scène morbifique se passe, en quelque sorte, dans les membranes muqueuses. Tel a été l'avis de Rudolphi, de Grimaud, de Baillou, de Bordeu et des plus sages praticiens de notre art, qui tous ont re-

connu et apprécié parfaitement cette correspondance
que les entrailles entretiennent non-seulement avec la
tête, mais avec toutes les parties du corps, ce qui
rend raison des bons effets que produit le dévoiement
dans certaines maladies, puisque la nature elle-même
suit souvent ce procédé pour remédier à des migraines,
à des douleurs pleurétiques; de là le danger des cons-
tipations opiniâtres, dont les inconvéniens s'étendent
à tous les autres systèmes de l'économie animale.

J'appuyerai ma théorie d'une grande série de faits
irrécusables; mais avant tout je dois faire ici, sur l'é-
lixir tonique, ma profession de foi sincère et entière.

Ce médicament, tout précieux qu'il est, n'est point
une panacée universelle, un remède à tous les maux.
C'est avec raison que le public, si souvent trompé par
les empiriques et les charlatans, témoigne une juste
défiance contre les médicamens qu'on lui présente
comme propres à guérir un grand nombre de maladies.
Quoi de plus absurde qu'une pareille promesse qu'on ne
pourrait réaliser? Il n'en est pas ainsi de l'Elixir tonique; en favorisant l'expulsion des glaires, il guérit
en effet plusieurs affections qui reconnaissent pour cause
des épanchemens glaireux sur différens points du corps,
comme en s'en convaincra par la lecture du chapitre
suivant.

Le panchymagogue, dont je suis loin de faire un se-
cret (1), est une heureuse combinaison de végétaux

_____

(1) Je n'ai pas cru devoir placer ici, comme j'en avais d'a-
bord eu l'intention, la formule de l'ELIXIR TONIQUE ANTI-
GLAIREUX, parce que c'est bien moins par la connaissance des
substances qui entrent dans la composition d'un médicament que

aromatiques et amers , dissouts dans un véhicule sucré, légèrement alkoolique, qui, convenablement administré, a opéré, dans les mains des célèbres praticiens dont je viens de parler, les cures les plus extraordinaires dans des cas désespérés.

C'est en adoptant sans restriction leur méthode, que je suis parvenu à attaquer l'humeur glaireuse jusques dans ses derniers retranchemens, à séparer ses molécules, à la rendre assez fluide pour qu'elle pût être évacuée, partie par les selles, partie par la transpiration insensible.

Manière de se servir de l'Elixir tonique anti-glaireux.

Pour bien administrer un purgatif , il faut choisir le temps où on a la nature pour soi; car un remède quelconque ne doit être que l'aiguillon des forces vitales. Il est par conséquent très-sage de s'en abstenir dans le période des redoublemens et des exacerbations de la maladie, parce que les mouvemens de contractilité et de tonicité s'exécutent alors avec trop d'agitation et de tumulte : telles sont les fluxions de poitrine, les inflammations du ventre, les fièvres continues. Cependant il est des cas où la nature balance, et se trouve pour ainsi dire en suspension. Souvent alors un laxatif suffit pour dé

------

par la manière de le préparer (laquelle est impossible à décrire) qu'on peut se faire une véritable idée de sa nature et de ses effets ; mais je me ferai toujours un véritable plaisir de communiquer cette formule à ceux qui désireront la connaître, et même de les rendre témoins de la préparation de l'Elexir , qui est faite avec autant d'intelligence que de sagacité par M. OULÈS, Pharmacien , membre de la Société de Médecine pratique de Paris.

terminer le cours des humeurs par les voies les plus convenables; c'est ce que j'ai observé une infinité de fois pour les complications glaireuses , comme je le démontrerai par les observations qui seront placées à la fin de cette brochure.

Quoique cet élixir soit essentiellement tonique, qu'il ranime le principe vital , qu'il donne du ton aux fibres, il n'en est pas moins calmant , et rien n'est plus doux que son effet. On peut l'administrer dans la plus tendre enfance comme dans la vieillesse ; il fond , il dissout les humeurs et leur donne issue sans aucune secousse.

Pour s'en servir avec efficacité , il faut s'abstenir, pendant qu'on en fait usage , de légumes, de fruits et de crudités. Si l'on habite un pays froid et humide , il faut se tenir chaudement habillé , faire de l'exercice en plein air.

La quantité qu'on doit en prendre est proportionnée à l'âge, au sexe et à la gravité des accidens. Mais il est bien pour dissiper l'amertume que quelques personnes ressentent à la gorge après l'avoir bu , de prendre une ou deux gorgées d'eau sucrée.

Les enfans au-dessus de douze ans , qui digèrent mal, dont l'estomac et les intestins sont toujours surchargés de mucosités glaireuses, devront en prendre, le matin à jeun, une cuillerée à bouche, pur ou étendu dans une égale quantité d'eau sucrée.

Les enfans pâles, blafards ,dont le ventre est gros, qui ont des glandes et une disposition marquée au scrophule , doivent en prendre deux cuillerées à bouche à une heure d'intervalle l'une de l'autre , jusqu'à ce qu'ils aient été à la garde-robe; car on ne saurait trop souvent débarrasser leurs intestins des glaires qui s'y accumulent, et qui finissent par engorger les glandes du mésentère, leur donner des vers, le carreau, etc.

Les jeunes filles dont la menstruation s'établit difficilement prendront l'élixir étendu dans de l'eau rouillée (on la fait en mettant huit à dix clous dans une pinte d'eau, où ils séjournent vingt-quatre heures). Les unes et les autres en prendront d'une à trois cuillerées, jusqu'à ce qu'il survienne une évacuation.

Les sujets qui éprouvent quelques-uns des symptômes qui ont été décrits dans les chapitres précédens, tels que l'oppression, une toux grasse, du dégoût pour les alimens, des douleurs de ventre, des étourdissemens presque toujours précurseurs de l'apoplexie séreuse, etc., doivent sans hésiter, faire le traitement anti-glaireux complet, qui consiste à prendre de deux à cinq cuillerées à bouche le matin à jeun, jusqu'à ce qu'il survienne quelques selles ; une cuillerée à café demi-heure avant le repas, et une autre cuillerée à café le soir au moment du sommeil, afin d'entretenir le ventre constamment libre, et cela autant que la cause subsistera, jusqu'à ce que tous les accidens soient dissipés ; en laissant seulement chaque semaine un jour de repos.

Il est très-rare qu'on ne soit pas promptement soulagé. Peu de personnes ont été obligées de prendre, pendant plus de quinze jours consécutifs, l'élixir tonique, et des maladies opiniâtres et réputées incurables ont été guéries radicalement en deux ou trois mois de son usage.

Au moment où l'on éprouve le besoin d'évacuer, il faut prendre trois à quatre tasses de thé léger, de petit

laît, de bouillon coupé, ou simplement de l'eau sucrée ; il suffit que ces boissons soient tièdes.

On peut manger une heure après la dernière évacuation et se livrer même à ses occupations, avantage
que ne présente aucun autre laxatif; car ils obligent
tous à garder la chambre.

N. B. Si l'on vomissait la première cuillerée, ce qui arrive
quelquefois aux enfans ou aux personnes qui n'ont pas l'habitude des médicamens, il faudrait en reprendre une autre immédiatement, se tenir couché la tête haute et ne rien boire
après : au moyen de ces précautions on ne vomit plus.

CHAPITRE VI.

Énumération des maladies occasionnées par les Glaires.

Je croirais tomber dans une étrange erreur si, à l'imitation du vulgaire des médecins, je voulais m'amuser à
chercher comme eux des dénominations nouvelles des
maladies, faire des nomenclatures brillantes, et donnant un siége différent à chaque maladie, lui reconnaître des causes diverses.

Je mentirais à ma propre conscience si j'agissais ainsi.
Les causes des maladies sont bien moins nombreuses
qu'on ne le pense; car on pourrait réduire à trois chefs
l'immense cathégorie des causes prochaines, immédiates,
occasionnelles, efficientes, éloignées, etc., que les médecins ont inventées comme à plaisir. On ne peut se dis-
simuler que les maladies sont généralement occasionnées 1° par l'altération des humeurs dégénérées (c'est
le plus grand nombre); 2° par l'altération du sang (cel-
les-ci pourraient, jusqu'à un certain point, être con-

sidérées comme consécutives des premières);3° par l'altération des nerfs : ce n'est donc pas la maladie qui a
pris son siége dans telle ou telle partie de nous-même,
mais bien une humeur viciée qui s'y est placée, et qui a
produit la maladie. Une affection des poumons va nous
servir d'exemple.

De l'*Asthme humide.*

Dans l'état naturel les poumons exécutent librement
leurs fonctions, l'acte respiratoire, le plus essentiel de
de tous, n'est nullement troublé; mais si au lieu de cet
état naturel les membranes de l'organe aërien suin-
tent une plus grande quantité de lymphe qu'il n'en ren-
tre dans la circulation ou que l'expiration pulmonaire
n'en doit consommer, qu'arrivera-t-il ? Il se fera un
épanchement dans le tissu même de l'organe, l'accumulation glaireuse gênera l'exécution des fonctions. La
trachée-artère remplie de mucosités fait entendre un
gargouillement, un sifflement bien évident; le râle est
causé par l'abondance des mucosités dans les voies aériennes et par leur plénitude ; aussi remarque-t-on que
le défaut d'expectoration précède toujours ce grave
phénomène. Souvent, et ceci est de la plus haute im-
portance, les glaires prennent une couleur verte pora-
cée qui a fait commettre beaucoup d'erreurs, et annon-
cer qu'il y avait suppuration des poumons, tandis qu'il
n'existait qu'un simple catharre glaireux, car il faut
être bien exercé pour distinguer *à priori* si l'expectoration est purulente ou muqueuse.

Quoiqu'il en soit, que l'asthme soit occasionné par la
présence des glaires, ce qui arrive le plus ordinairement, ou bien qu'il donne naissance à cette humeur, il

n'en est pas moins vrai , qu'il faut lui donner issue par des purgatifs toniques; il n'en est pas de plus salutaire que l'élixir anti-glaireux à la dose de 2 à 3 cuillerées à bouche (selon la force et le tempérament des individus), prises à demi-heure d'intervalle, et 2 fois par semaine jusqu'à l'entière disparition des crachats (1).

Rhume et Fluxion de poitrine.

Toutes les altérations de la poitrine auxquelles on a donné les noms de fausses pleurésies, de pneumonies bilieuses et humorales , etc., qui ne sont pas accompagnées de crachemens de sang et de symptômes inflammatoires, reconnaissent pour unique cause le dépôt de matières muqueuses et glaireuses sur les membranes de l'organe. Plus la gêne et l'oppression sont fortes, plus il devient nécessaire de donner cours à la matière épanchée , après avoir toutefois administré au malade vingt-quatre grains d'ipécacuanha, dans le cas où il ressentirait des dispositions naturelles à vomir. On donnera 2 à 3 cuillerées à bouche de l'élixir à une heure d'intervalle, trois jours de suite en faisant boire un demi-verre d'eau d'orge sucrée après chaque cuillerée , comme il a été dit ci-dessus.

Car la plus grande faute qu'on puisse commettre dans ces maladies est de s'amuser à prescrire des calmans qui ne sont propres qu'à rendre la matière glaireuse stagnante et donner lieu à des vomiques.

______

(1) Lorsqu'on veut se débarrasser entièrement des glaires et de la pituite qui tracassent les personnes grasses et replettes, on en prend pendant quelques semaines, deux cuillerées à bouche , le matin à jeun à demi-heure d'intervalle , en buvant dix minutes après chaque cuillerée , pour aider la fonte , un demi-verre d'eau sucrée tiède.

Aigreurs de l'estomac qu'on appelle aussi soda ou fer chaud.

C'est principalement le matin au réveil que ceux qui sont sujets à la pituite, ressentent le besoin de l'expectorer; mais comme la matière glaireuse ne peut sortir en totalité, celle qui reste dans l'estomac après avoir été ébranlée, l'irrite et cause un agacement considérable des nerfs. C'est en vain qu'on donne pour guérir cette indisposition, de la magnésie, des acides, la potion dite *de Rivière*, tout cela demeure sans effet jusqu'à ce qu'on évacue avec l'anti-glaireux. Cette vérité sera démontrée si l'on a l'attention d'observer les excrémens, on y trouvera des matières filantes et recuites, qui ne sont autre chose que les glaires qui se seront détachées de l'estomac et des intestins, par l'effet de l'action tonique de l'élixir.

Syncopes et palpitations de cœur.

Combien de fois, pour avoir négligé de rechercher la véritable cause des palpitations de cœur, on a dit qu'il y avait des affections organiques, tandis que les glaires seules accumulées autour de cet organe étaient l'unique cause des palpitations et des irrégularités dans la contraction et la dilatation périodique !

On se rappelle qu'un médecin justement célèbre écrivit il y a vingt ans un ouvrage sur les maladies du cœur, à l'imitation de celui de Sénac. Aussitôt la foule des imitateurs ne vit plus dans toutes les maladies que des affections de cet organe. Il y avait pitié de voir comment ils frappaient dans tous les sens, la poitrine des malades pour reconnaître le degré de la maladie. On ne se figure pas combien ces percutions imprudentes ont causé d'accidens. Que dirai-je donc des sangsues appliquées par centaines sur le dos et sur la poitrine des malheureuses victimes de ces audacieux novateurs?

Les glaires seules et les matières visqueuses acides agglomérées auprès du cœur suffisent bien pour dérégler ses mouvemens, sans aller chercher des altérations qui sont infiniment rares.

On a répété jusqu'à satiété que ces maladies étaient purement spasmodiques et nerveuse. Eh! mon Dieu! quand cessera-t-on donc de parler d'une manière si contraire à l'exactitude des faits? Peut-il y avoir des maladies nerveuses sans une cause humorale, soit oculte, soit apparente? et le meilleur moyen de guérir les nerfs, n'est-ce pas en les débarassant des viscosités glaireuses et des humeurs âcres et mordicantes qui troublent leur action?

Je puis le dire de bonne foi, je n'ai vu aucune de ces prétendues maladies du cœur, ou spasmes des poumons, comme on a voulu les appeler, résister à l'usage de l'Elixir tonique, parce qu'il est vrai de dire qu'il n'est aucun malade, quelle que soit son affection, qui ne se soit trouvé grandement soulagé, et même débarrassé de matières, qui, par leur nature, sont propres à engendrer tous les maux.

Indigestion des enfans.

Elles sont toutes dues à l'accumulation des glaires dans leur estomac et à la présence des vers dans leurs intestins. A cet âge, on est tout muqueux, a dit avec raison le docteur Mérat; les enfans d'ailleurs qui mangent sans cesse et dont les digestions s'accumulent, sont très-sujets à avoir leur estomac tapissé de glaires. En sorte que les alimens ne peuvent pas être pénétrés, imbibés par les sucs gastriques, et que, d'autre part, l'absorption du chyle ne peut avoir lieu. Il en résulte de l'amaigrissement, le ventre grossit, les glandes s'engorgent, et l'on est tout étonné de voir un enfant né avec toutes les apparences de la santé, devenir à trois ou quatre ans scrophuleux et périr rachitique.

Est-il nécessaire d'indiquer la cause et le remède, et ne voit-on pas que l'évacuation des glaires est la seule indication à remplir?

Colique.

L'énumération dans laquelle je me suis engagé des maladies que procure l'accumulation des glaires dans le corps humain, m'obligera à quelques répétitions inévitables, puisque la cause étant partout la même, le moyen d'expulsion devra être le même aussi.

Que d'erreurs, que d'opinions fausses et extravagantes j'aurais à réfuter, depuis le nom de cette maladie qui est lui-même une ridiculité jusqu'aux traitemens bizarres qu'on a proposées pour la guérir, si je ne m'étais promis de ne m'arrêter qu'à ce qui est essentiellement utile à ceux pour qui j'écris.

Les coliques ont toutes la même cause, mais la matière qui les produit attaque diversement les entrailles.

Si l'on n'aggrave pas cette maladie par l'usage des huileux, de la thériaque, des frictions de toute nature faites à la surface du ventre, on perd du moins un temps précieux qu'on n'est pas toujours maître de réparer.

Le seul traitement efficace des coliques consiste dans

l'évacuation de la matière glaireuse qui les occasionne ; ce ne seront ni les bains, ni l'opium, ni le mercure fluor donnés à forte dose qui feront disparaître les accidens, mais bien, je ne saurais trop le répéter, l'expulsion au dehors des matières recuites, qui agacent les intestins et finissent par donner la dyssenterie et même la lienterie, qui n'est autre chose que le passage des alimens à travers le tube intestinal sans digestion. Dans ce cas-là la diarrhée est évidemment causée par la matière glaireuse qui tapisse les intestins, laquelle paralyse leur action et intervertit le mouvement péristaltique qui leur est propre.

On est cependant dans l'usage de prescrire des astringens dans ces sortes d'affections, quoique depuis plus d'un siècle les médecins observateurs réclamait contre cette absurde pratique qui renferme, comme dit le peuple, le loup dans la bergerie, et prépare les plus dangereuses fièvres putrides.

Les purgatifs doux et toniques conviennent essentiellement, soit dans les coliques, soit dans les diarrhées occasionnées par l'action des matières visqueuses, la pituite et les glaires. L'Elixir tonique, par son amertume et ses principe balsamiques, donne du ton à la fibre ; et, par ses propriétés minoratives il débarasse tout doucement le canal alimentaire des crudités qui l'obstruent. On devra l'administrer par cuillerées à bouche, à la dose de 2 à 3 par jour, jusqu'à parfaite guérison.

N. B. Il est une autre variété de la colique qu'on a appelée *venteuse* ou *tympanite*. Elle reconnaît la plénitude humorale pour cause. Il n'est personne qui n'ait observé sur lui - même que lorsqu'on a mal digéré, on a dés rapports nidoreux, on est fatigué par des flatuosités , on rend des vents par haut et par bas.

On croit guérir cette maladie avec des remèdes échauffans, dits *carminatifs ,* la camomille, l'anis, etc., on se trompe : pourquoi ne pas saper le mal dans son principe? En titillant légèrement les intestins au moyen d'un laxatif léger , tel que l'Elixir tonique , bien préférable aux sels et aux huiles qu'on donne dans ces cas-là. Il faut ajouter au traitement ci-dessus prescrit contre la simple colique, une tasse de thé de Suisse entre chaque cuillerée de ce médicament.

Des Dartres glaireuses.

Les médecins herpétiques ont fait des distinctions infinies des dartres. Ils en ont reconnu, disent-ils, de farineuses, de squammeuses, de vives, de prurigineuses, etc. Combien toutes ces définitions puériles tomberaient rapidement, si l'on voulait bien se pénétrer que la cause est une, mais que la maladie n'est qu'un résultat, qu'une manière d'être de cette cause, qui est une humeur âcre, mordicante et glaireuse. C'est cette sérosité qui, voulant comme la transpiration ordinaire, se faire jour à travers la peau, y occasionne, selon son degré d'acrimonie, les divers accidens auxquels on a donné des noms si variés, si inutiles, puisque le traitement est toujours identique, et que, de l'avis même d'un célèbre docteur, qui a beaucoup écrit sur ces maladies, il n'y a qu'un seul mode de traitement : les préparations sulfureuses à l'intérieur et la cautérisation locale à l'extérieur, combinées avec les évacuans.

Pour moi, qui agis d'après une expérience qui est

sans doute toute autre que celle de ces messieurs ; pour moi, qui ne me laisse point imposer par le prestige des réputations et de la renommée quand je les crois contraire à l'évidence, j'affirme qu'on ne guérit jamais les dartres et toutes les maladies quelconques de la peau, si l'on ne s'empresse d'évacuer et de rafraîchir le sang par les boissons amères : tout le souffre du monde, sans cela, demeurera en défaut, et le malade sera toute sa vie en proie à la plus hideuse comme à la plus opiniâtre infirmité.

Les femmes sont plus particulièrement exposées à avoir sur la peau des taches ou rousseurs, qui sont un signe bien caractéristique de l'acrimonie de l'humeur glaireuse et de la mauvaise qualité des fluides.

La purgation dirigée vers cette cause, dissipe les dartres ou les dénature ; et comme elle entretient et provoque l'écoulement menstruel, les femmes n'ont pas de meilleur moyen pour conserver à la fois leur fraîcheur et leur santé que de s'en servir, jusqu'à ce que la source impure des fluides corrompus soit tarie.

On emploie dans ces cas-là l'Elixir comme purgatif, c'est-à-dire à la dose de 3 à 5 cuillerées selon les tempéramens, et l'on en prend même avec avantage une cuillerée le soir en se couchant.

Du Catarrhe de la vessie.

C'est une erreur de croire qu'on doive laisser au corps le soin de se délivrer lui-même et sans secours de la sérosité glaireuse qui encombre les membranes muqueuses des individus affectés du catarrhe de la vessie ; c'est une erreur non moins grande de croire que la présence des graviers dans la poche urinaire, l'ischurie ou suppression d'urine, la strangurie ou le besoin continuel d'uriner goutte à goutte ne tiennent pas à une seule et même cause, l'engorgement glaireux de tout le système des voies urinaires. Je n'écris pas seulement pour combattre des erreurs, mais aussi pour établir des faits, et il n'en est pas de plus positifs que l'action nuisible des glaires sur cet organe, qu'on peut considérer comme le réservoir de tout le corps. En effet, la vessie par sa position à l'extrémité du tronc où elle est renfermée dans le bassin, par son voisinage du rectum, par les différens changemens de volume de la matrice chez la femme, contenant sans cesse une liqueur qui y dépose des mucosités filtrées de toutes les parties du corps, est exposée plus que tout autre viscère à des engorgemens glaireux, ce que l'ouverture des cadavres a prouvé des milliers de fois.

Pourquoi donc aller chercher ailleurs la cause d'une des plus fâcheuses maladies et se livrer à un débordement sans fin d'explications inintelligibles sur la manière d'agir d'une cause imaginaire qui n'est qu'un être deraison ?

Les matières qui imbibent toutes les parties de la vessie dans cette affligeante maladie, toujours corrompues à l'excès, sont âcres, corrosives et brûlantes ; la partie saline agit sur les nerfs, tandis que la portion terreuse forme un dépôt qui sert de noyau à la pierre, ou tout au moins à des concrétions graveleuses dont on aperçoit souvent des fragmens entraînés au dehors par l'urine.

Le spasme produit sur les nerfs du sphincter de la

vessie par l'irritation des glaires, y détermine une violente crispation qui obture le canal. Qu'arrive-t-il? l'urine s'accumule dans la vessie, les douleurs deviennent de plus en plus atroces : la fièvre urineuse s'empare du malade, et souvent en moins de vingt-quatre heures, il a cessé d'exister. Que fait-on ordinairement pour remédier à tant de maux? Par la plus funeste des routines, on perd le temps à donner des potions calmantes. Des potions calmantes! y a-t-il au monde une pratique plus absurde? Il faut que cette potion, sur laquelle les routiniers comptent tant, ait été digérée d'abord dans l'estomac, et qu'elle ait ensuite traversé tous les intestins et les innombrables vaisseaux qui séparent la vessie de l'estomac; qu'elle ait enfin subi toutes les phases de la digestion; qu'elle ait été assimilée comme un morceau de pain; que les pieds et les oreilles en aient reçue des mollécules tout aussi bien que la vessie. C'est sur de pareils moyens que l'on compte dans des cas urgens. Quand cessera-t-on donc de traiter les hommes comme s'ils étaient dénués de jugement et de raison? Des calmans, voilà ce que l'on entend répéter sans cesse par ceux qui ignorent ou qui ne veulent pas prendre la peine d'étudier les procédés de la nature; mais calmer n'est pas guérir : on le leur répète sans cesse. Pourquoi l'évacuation de la matière glaireuse, qui cause tous les maux, n'est-elle pas opérée avant tout, pendant que le malheureux qui va succomber a encore des forces et de la volonté? La chose à laquelle on devrait penser d'abord est celle dont on ne s'occupe que lorsqu'il n'y a plus de ressources.

Je pourrais citer mille exemples de guérisons obtenues en peu de mois sur des sujets qui avaient été imprudemment condamnés. Les glaires prennent leur cours par les selles; la vessie, les reins et les urétères en sont débarrassés. Il est des malades qui en ont rendu des quantités telles qu'on ne saurait l'imaginer.

La dose d'élixir dans ce cas varie de 3 à 5 cuillerées et doit être continuée plusieurs semaines de suite, à 3 jours d'intervalle.

Apoplexie séreuse.

Il n'est pas de maladie plus grave et plus digne de l'attention des hommes que l'apoplexie; il n'en est pas non plus sur laquelle on ait échafaudé, comme à plaisir, plus de conjectures et de faux systêmes. Il est curieux de remonter aux sources, et de voir la peine que les médecins de tous les temps se sont donnés pour soutenir leurs idées fantastiques et distribuer sérieusement à chacune des causes le rôle qu'elle doit jouer dans la production de la maladie, fonder sur ces rêveries un traitement toujours inutile et souvent meurtrier. Tel est l'état déplorable dans lequel jette l'abandon de l'étude des faits, joint à la manie de les expliquer.

Ce qu'il y a de constant dans la maladie qui nous occupe, c'est son caractère principal qui est la cessation des fonctions des sens et du mouvement volontaire. Les glaires qui gênent la circulation du cœur en s'accumulant dans le thorax, qui amolissent le cerveau par leur stagnation dans le crâne, sont une des plus fréquentes causes d'apoplexie. La plétore sanguine n'est que secondaire: Quand on ouvre les cadavres des individus qui ont été foudroyés par l'apoplexie, que trouve-t-on dans la poitrine et dans la cervelle? Les poumons macérés par une matière épaisse et gluante qui n'a pu se faire jour à l'exterieur, et la base du crâne inondée par une sérosité tellement âcre, qu'elle a souvent rongé les membranes. De bonne foi, peut-on dire que cette matière étrangère y a été transportée en un instant, et que tel individu a été foudroyé? N'est-il pas plus conforme à la raison et à la vérité de dire que cette matière a été accumulée peu-à-peu, et qu'enfin il est venu un moment où obstruant la circulation céphalique et pulmonaire, la vie a été interrompue. Qu'on se fasse ensuite une idée des différens degrés de la maladie, et l'on devinera pourquoi les médecins ont été si féconds en dénominations, parce que dans cette maladie, comme dans toutes les autres, ils négligent le principal pour s'attacher à des accessoires; car il est très-indifférent de savoir si le paralysé a perdu en entier le mouvement, si sa figure est contournée, s'il bave ou s'il ronfle. Il est inutile de recourir aux potions, d'user de lavemens qui ne baignent pas le quart de l'étendue des intestins, il est cruel de pincer, de piquer la peau de toutes manières, et cela pour réveiller la vie qui s'éteint par la compression intérieure. Sentir, entendre, juger, c'est jouir de toute la plénitude de ses facultés; c'est n'être pas obsédé par le plus cruel ennemi, par l'humeur qui abonde dans le cerveau. Renoncez.donc à tous ces misérables moyens. Il n'en est que deux : désemplir un peu les vaisseaux et évacuer fortement. Ces conseils sont ceux que donnait

Hippocrate, il y a plus de deux mille ans, et l'expérience ne les a jamais démentis.

Qu'on considère quels sont les individus affectés d'apoplexie; ce sont ordinairement des personnes grosses et replètes, qui ont le cou court, la poitrine large, les membres gros, dont la respiration est laborieuse, qui expectorent des glaires difficilement. J'ai vu une infinité de personnes qui avaient de fréquentes attaques, et qui ne pouvaient faire le moindre extraordinaire dans leurs repas sans ressentir de violens étourdissemens, se trouver à merveille de l'usage de l'*Elixir tonique* et éloigner les accidens. Je pourrais citer comme le plus grand éloge des vertus anti-apoplectiques de l'*Elixir anti-glaireux*, l'usage constant qu'en a fait pendant les dernières années de sa vie, le célèbre docteur Cabanis, qui était devenu sujet à des apoplexies séreuses qu'on aurait pu appeler périodiques, tant elles étaient fréquentes. Ceux qui l'ont connu lui ont entendu dire très-souvent qu'il attribuait aux bons effets de ce médicament la prolongation de sa carrière.

Dans l'apoplexie, comme dans toutes les maladies où il faut opérer un vide subit dans les voies basses, la dose est de 3 à 5 cuillerées; mais ici la rapidité des accidens oblige à rapprocher les doses et à donner de demi-heure en demi-heure une cuillerée à bouche, jusqu'à ce que le malade évacue, c'est-à-dire, jusqu'à ce qu'il soit sauvé. On facilite le traitement, en donnant des lavemens d'eau salée, dans lesquels on met 3 cuillerées d'Elixir.

Enfin ceux qui ont le malheur d'être diposé à cette maladie doivent en prendre tous les matins une cuillerée à bouche pour désemplir les vaisseaux du cerveau. Ce remède d'un usage si facile, devrait être le *vade mecum* de tous les apoplectiques; la mort aurait alors moins de victimes.

Maladies laiteuses.

Les maladies qu'occasionne chez les femmes le lait épanché sont multipliées à l'infini, et cependant l'on trouve tous les jours des médecins assez ignorans ou d'assez mauvaise foi pour nier l'existence de ces maladies dégénérées, et exposer aux plus grands dangers les femmes auxquelles ils seraient parvenus à inspirer une funeste sécurité.

Tout ce qu'il y a eu de célèbre en médecine, tous les médecins philosophes, amis de la vérité, n'ont pas craint de dire que le lait épanché, combiné avec les glaires, qui abondent toujours chez les femmes, produisait les plus grands ravages ; tel était l'avis de Sydenham, de Weysse, de Rostain : Fodéré lui-même, quoique partisan des idées opposées, n'a-t-il pas été forcé de convenir que les femmes attaquées de maladies laiteuses exhalent une odeur aigre ; qu'il en est qui rendent par les selles, surtout lorsqu'elles sont constipées, une matière blanchâtre et laiteuse ?

Vers le retour de l'âge, beaucoup de femmes ont des obstructions et des dépôts qu'on doit attribuer à la fluxion laiteuse, favorisée par un tempérament humide et glaireux, par la fatigue des grossesses successives et par l'état de faiblesse où elles se trouvent à cette époque critique de leur vie.

L'apparition des règles à la puberté et leur suppression quand les femmes cessent d'être fécondes, n'est point un état contre nature, bien au contraire, rien n'est plus naturel que cette opération. Si elles éprouvent des accidens, c'est qu'elles ont des maladies dont il faut étudier la cause. C'est l'engorgement, la réplétion d'un système considérable de vaisseaux qui se vidaient tous les mois, et qui après le retour d'âge sont obstrués par des humeurs qu'il faut évacuer promptement, si l'on ne veut être exposé aux maladies les plus graves ; mais comme il ne suffit pas, dans ces circonstances, d'évacuer, qu'il faut aussi dissiper la cause, il n'est aucun laxatif qui puisse remplacer l'*Elixir anti - glaireux*, qui, pris constamment pendant plusieurs mois à la dose d'une cuillerée le matin à jeun, a produit des effets miraculeux.

C'est en imitant artificiellement, par un écoulement humoral de matières glaireuses, l'écoulement menstruel, qu'on délivrera les femmes de tous les maux dont elles sont menacées, des douleurs rhumatismales, des dartres, des ulcères de la matrice, des hémorroïdes, etc. , etc. , et non point en achevant de les exténuer par des sangsues et des saignées qui les jettent dans une précoce caducité.

De la Goutte et du Rhumatisme.

Deux circonstances principales donnent naissance à une production plus abondante de glaires ; la première, encore fort peu connue, est l'atonie des membranes muqueuses, ou des organes qui fournissent des liquides composant les mucosités. L'autre, très-fréquente et beaucoup plus observée, est l'irritation inflammatoire des parties ; cette dernière produit des affections connues sous le nom générique de Rhumatisme, de Fraîcheurs, de Goutte , de Douleurs, etc.

Les douleurs goutteuses et rhumatismales sont ou fixes ou vagues et mobiles ; quelquefois avec rougeur et gonflement, et souvent sans aucun signe extérieur. Elles sont plus vives en certaines contrées que dans d'autres, plus actives en hiver qu'en été , et se modifient à l'infini selon les climats et les tempéramens des individus.

Les médecins n'ont pas traité ces maladies autrement que les autres ; ils les ont caractérisées par *signes extérieurs*, et ils se sont amusés a créer des noms à l'infini, selon que le mal avait tel ou tel aspect, et qu'il était situé dans un lieu ou dans un autre : c'est le *lumbago*, la *podagre*, la *chiragre*, la *mentagre*, la *sciatique*, le *torticolis*. Il semble qu'ils ont pris plaisir à mettre du trouble et de la confusion dans l'esprit des malades. La cause est une, qu'importe donc toutes ces subtiles distinctions.

Toutes les fois que la sérosité glaireuse ne s'est pas fixée sur une partie, la douleur est ambulante ; elle passe instantanément d'un membre à un autre. A cette époque la guérison est facile à obtenir, parce qu'on peut fondre ou évacuer l'humeur morbifique.

La douleur est fixe et continue lorsque la fluxion est établie dans l'épaisseur des muscles, et elle y demeure jusqu'à ce que l'humeur glaireuse ait été absorbée ou qu'on l'ait évacuée. Rien n'est plus nuisible aux malades que les cataplasmes, que les baumes opodeldoc, et autres, qu'on conseille en pareil cas.

Ce que je puis affirmer avec sincérité, c'est que j'ai vu peu d'accès de goutte résister au traitement suivant :

1° Abstinence totale d'alimens indigestes, de vin et de liqueurs spiritueuses.

2° Application de dix sangsues sur chaque articulation douloureuse, soit qu'il y ait ou non un dépôt de matières crayeuses ; et réapplications de sangsues, à mesure que l'agent morbifique se transporte sur une autre articulation.

3° Évacuation avec l'élixir anti-glaireux, à la dose de 3 cuillerées tous les deux jours, et dans le jour intermédiaire, lavement d'eau de son, dans lequel on met 3 cuillerées de l'Elixir.

Je pourrai citer à l'appui de mon assertion, une foule de témoignages honorables, et nommer un très-grand nombre de personnes qui n'ont pas été seulement guéries des accès, mais dont plusieurs n'ont plus ressenti depuis aucune attaque de goutte.

Plus la fluxion est âcre, plus le danger est grand et plus les accidens sont graves, si l'on ne s'empresse de donner cours à la sérocité. Les individus dont la poitrine est grasse, qui rendent habituellement des phlegmes pituiteux, sont ceux que la goutte met dans le plus grand danger, par la rétropulsion de l'humeur glaireuse sur les articulations. Que peuvent dire ceux qui nient l'existence des glaires quand ils sont témoins de ces transports presque subits de l'humeur d'un point à un autre ? S'agit-il bien de soulager seulement les goutteux, quand on a la possibilité de les guérir, ou au moins d'éloigner beaucoup les accès et de les réduire à très-peu de chose ?

Je crois pouvoir soutenir qu'on dissiperait plus facilement les douleurs goutteuses et rhumatismales si l'on voulait en détruire la cause. Et comme sur vingt goutteux (ceci est incontestable), il y en a dix huit dont le système digestif est si vicieusement organisé, que le produit de leurs digestions se convertit presque totalement en pituite, et qu'ils en ont, pour ainsi dire, les poumons, la rate, la vessie inondés ; cette matière, qui n'a pas de cours, se porte tout naturellement sur les articulations, s'y dépose, les désorganise et occasíonne ces nodus ou duretés, qui gênent les mouvemens pour le reste de la vie.

Qu'on se persuade bien qu'il n'y a d'incurable que les maladies qu'on traite mal, qu'on néglige ou qu'on laisse invétérer. Si l'on avait dans l'origine le soin de se purger des matières morbifiques, si l'on se tenait toujours dans l'état de nature, et que par des évacuáns toniques et fondans à la fois, on rectifiât ce que nos digestions ont de nuisible, il n'y a pas de doute que nous jouirions de tous les avantages de notre constitution primitive, en évitant beaucoup de maux qui prennent naissance dans les erreurs de régime, que nous commettons sans cesse en état de société.

Des flueurs ou pertes blanches.

Parmi les maladies nombreuses auxquelles les femmes sont spécialement sujettes, il en est une qui, locale en apparence et bornée à un seul organe, n'en étend pas moins ses ravages sur l'organisation. Constitutionnelles ou acquises, les flueurs blanches reconnaissent toujours pour cause première, un affaiblissement de tout le systême, et une constitution glaireuse.

Les femmes atteintes de cette désagréable infirmité, qui se développe indistinctement à tout âge , tombent dans un état de débilité extrême ; elles ressentent des douleurs vagues , de l'insomnie ; elles se décolorent , leur figure devient pâle, bouffie, et souvent elles éprouvent une tristesse profonde qui va jusqu'au dégoût de la vie. On en a vu un grand nombre succomber à la phthisie pulmonaire consécutive , à des ulcères de la matrice , à des diarrhées colliquatives , et même à des obstructions des viscères abdominaux.

La cause de cette maladie est trop évidente pour que les médecins aient pu imaginer de la contester ; ils auraient beau dire que les pertes blanches ne sont pas occasionnées par les glaires , ils seraient démentis par l'évidence. Aussi le public commence-t-il à ne plus vouloir user dans cette maladie, des rafraîchissans, qu'on était dans l'usage de conseiller autrefois aux personnes affectées de leucorrhée. Il suffit de faire usage de sa raison , pour comprendre qu'une maladie qui reconnaît pour cause un relâchement extrême des solides , ne sera bien guérie que par des toniques doux et des fondans. La première indication est donc de fortifier l'estomac et tout l'appareil digestif ; ce n'est qu'après avoir rempli ce préalable , qu'on pourra employer des injections qui termineront la cure d'une manière utile et durable.

La dose de l'Elixir dans la leucorrhée, doit être d'abord d'une cuillerée à bouche le matin à jeun, et d'une seconde cuillerée quinze jours après, jusqu'à complète guérison , en laissant de temps en temps un ou deux jours de repos.

CHAPITRE VII.

Observations pratiques recueillies par les me-decins qui ont fait usage de l'Elixir tonique anti-Glaireux.

I.

Un homme de 67 ans, robuste et fort, d'une bonne constitution, et qui jusqu'à l'hiver de 1819, avait été exempt d'infirmités, fut atteint d'une oppression de poitrine très - violente, pour laquelle on lui conseilla des boissons émollientes, des purgations avec la manne et la rhubarbe, l'application d'un large vésicatoire sur la poitrine et un second entre les épaules, l'usage des bains de pieds à la moutarde, moyens qui de-meurèrent sans aucun résultat avantageux au malade, dont la toux et l'expectoration de matières muqueuses devenaient chaque jour plus inquiétantes. Une fièvre diurne acheva d'enlever les forces du malade, qui perdit le sommeil et l'appétit : c'est dans cet état qu'il résolut de recourir à l'Elixir tonique anti-glaireux. Le relâchement était tel qu'il expectorait chaque jour 3 à 4 livres d'une matière gluante, qui lui donnait des nausées quand il voulait la retenir dans la gorge, et dont l'accumulation dans les poumons le réveillait en sursaut pendant la nuit.

L'extrême faiblesse de ce malade exigea que par prudence on ne lui administrât qu'une cuillerée à café d'Elixir. On en porta graduellement la dose à 3 cuillerées à bouche. En moins d'un mois l'excrétion glaireuse fut sensiblement diminuée ; cette humeur prit son cours par les selles, la santé revint avec les forces et l'embonpoint, et les poumons reprirent leur premier ressort au moyen de vapeurs aromatiques qu'on dirigea dans la poitrine avec un appareil fumigatoire.

L'année suivante un léger retour de la maladie obligea à l'emploi du même moyen, mais depuis deux ans la santé a été parfaite.

Il est incontestable que si l'on n'eût déterminé sur les intestins un point d'irritation par l'Elixir, la poitrine se serait complètement engorgée, et que le malade aurait succombé.

II.

Un homme bilieux, d'environ 36 ans, dont les digestions étaient habituellement lentes, se soulageait en prenant tous les mois une dose de 36 grains d'ipécacuanha. Après avoir vomi une grande quantité de glaires, il digérait mieux et n'était plus fatigué par des éructations et des rapports ; mais le fréquent usage de ce moyen en ayant détruit les effets, il fut obligé de prendre à vomir tous les 3 jours. La poitrine et l'estomac se trouvèrent excessivement fatigués de cette habitude. Un médecin, que nous ne nommerons pas, pour ne point blesser sa modestie, ayant appris du malade lui-même qu'aucun purgatif ne lui avait réussi, et que tous les médicamens qu'on lui avait administrés dans l'intention de l'évacuer agissaient comme vomitifs, pensa que l'Elixir, dont l'action lénitive opère sur toute l'étendue du tube intestinal, pourrait lui être salutaire, il le lui conseilla avec confiance. Les premières cuillerées semblèrent réveiller vivement la douleur ; le cinquième jour, le malade voulait en cesser l'usage, le médecin insista, et le septième jour une colique bienfaisante le délivra des douleurs de l'estomac, et sous peu il fut radicalement guéri.

III.

Un jeune homme, dans la force de l'âge et du tempérament, occupé à des travaux sédentaires et menant une vie très-régulière, était, depuis quelques années sujet à une oppression, suivie quelquefois de sputation de matières glaireuses. En 1819 , il ressentit pour la première fois, après avoir fait une longue course à pied , des palpitations de cœur assez vives et un violent étouffement. Dès-lors il fut frappé de son état ; son sommeil fut agité par des songes pénibles. Le médecin qu'il consulta chercha à calmer les accidens par des pilules de cynoglosse , prises en assez grande quantité : il n'en éprouva aucun bien , au contraire , il devint sujet à des étourdissemens qu'il n'avait pas eu jusqu'alors. Un second médecin lui conseilla la teinture de digitale qu'il prit à haute dose, sans diminution des accidens. Un autre médecin fit appliquer des sangsues sur le côté de la poitrine et à l'anus. Cela parut soulager le malade, qui , dans l'intervalle de l'application des sangsues , buvait abondamment de l'eau d'orge nitrée. Son estomac se délabrait, l'expectoration des glaires se supprima , et l'étouffement devenait de plus en plus fort ; le malade tombait dans le désespoir ; c'est dans cet état qu'il se décida à faire usage de l'Elixir anti-glaireux. Il en prit seulement une demi-cuillerée à bouche pendant les premiers jours, en buvant immédiatement après une demi-tasse d'eau sucrée. Cette faible portion de médicament excita de légères coliques. Le malade aurait cessé de continuer l'Elixir, s'il n'eût eu l'expérience qu'il avait guéri plusieurs personnes qui s'étaient trouvées dans une situation semblable à la sienne. Sa constance a été couronnée du plus heureux résultat ; les glaires qui avaient engorgé le lobe inférieur gauche du poumon et gêné la circulation du cœur par la stagnation dans le voisinage de cet organe , prirent leur cours par le bas ventre , et malgré toutes les erreurs qui avaient été commises dans le traitement, le malade est actuellement bien rétabli.

IV.

M. Bergheem , qui avait habité pendant 17 ans l'Andalousie, où il s'était toujours bien porté, revint se fixer à Gand, sa patrie, en 1817. Sa santé s'altéra, il perdit l'appétit, la gaîté et ses forces. Il ressentait des coliques, d'abord sourdes, mais qui devinrent ensuite plus vives. On les attribua à différentes causes : à l'usage de la bière, dont le malade avait perdu l'habitude pendant un grand nombre d'années, à l'engorgement des vaisseaux de la veine porte, etc., on le mit au vin de Roussillon, on appliqua successivement, dans l'intention de dégorger les vaisseaux du ventre, plus de 300 sangsues à l'anus. On fit prendre des bols d'aloës pour provoquer l'écoulement hémorroïdal. Mais loin d'être soulagé, le malade ressentait des coliques de plus en plus violentes, et son sang s'appauvrissait tellement qu'il ne lui restait presque plus de forces.

Dans cet état, il résolut de retourner en Espagne, où il avait joui pendant si long-temps d'une belle santé, dans l'espoir de s'y rétablir.

A son passage à Paris, une dame, qui s'était guérie de semblables coliques par l'usage de l'Elixir, l'engagea à s'en servir : il le fit, et sous peu de mois, il s'en trouva si bien qu'il put retourner dans sa patrie, où il a achevé de se guérir, et de sa maladie et du mal que lui avait causé le traitement qu'on lui avait mal-à-propos fait suivre, puisqu'il aurait suffi pour le guérir de suite d'évacuer les glaires qui s'étaient formées dans ses intestins par le changement de régime et la transition subite d'une température chaude et sèche à une autre température froide et humide.

V.

Une jeune personne de 16 ans, blonde, et dont la peau était très-blanche, avait eu dans sa jeunesse des engorgemens glanduleux à l'aiselle et au cou. A l'époque où elle fut réglée, il apparut sur l'épaule et le haut des bras une immense quantité de petits boutons rouges à leur base et blancs à leur sommet, qui ressemblaient à des phlyctaines, d'où découlaient une matière ichoreuse. Par la réunion des auréoles de ces petits boutons, il se forma une immense dartre humide, contre laquelle plusieurs médecins de la capitale employèrent les moyens conseillés en pareil cas, et qui réussissent sur quelques individus. La bonne constitution de la jeune personne et l'état de sa poitrine ne donnaient aucune crainte; mais cette dartre qui prenait chaque jour plus d'extension, s'étendait déjà à la racine des cheveux, lorsque rebutée des tisannes sans nombre, des bains, etc., qu'on lui avait donné sans succès pendant cinq ans, elle résolut de ne plus rien prendre.

Sa famille, affligée de sa situation, ayant entendu parler des cures faites dans des cas semblables par l'Elixir anti-glaireux, la détermina à en prendre. Elle céda à leurs instances, et en 15 jours, tout ce qui était exposé à l'air se dessécha, les parties recouvertes par les vêtemens furent plus long-temps à guérir, mais six mois après avoir commencé ce nouveau traitement, la maladie a entièrement disparue; l'appétit, qui était perdu, s'est rétabli. La malade n'est plus importunée par des vents, et toutes ses fonctions se font comme dans l'état le plus parfait de santé.

VI.

Un mécanicien très-connu à Paris, avait, sur le dos de la main et l'avant-bras gauche, une dartre qui l'incommodait beaucoup pour son travail; il ne parvenait à s'en débarrasser momentanément qu'en appliquant au haut du bras un large vésicatoire, qui faisait place à la dartre lorsqu'il était desséché. Vainement par des frictions irritantes, on avait tenté de la transporter dans un lieu moins incommode. Tous les secours qu'il avait pu recevoir de la médecine s'étaient bornés à faire changer la dartre contre le vésicatoire, et le vésicatoire contre la dartre.

Quelques coliques dont le malade se plaignait par intervalles firent supposer, avec raison, que le foyer de la maladie pouvait bien être dans les intestins, et qu'une légère titillation pourrait être salutaire. C'est d'après ces considérations qu'il se détermina à prendre l'Elixir à la dose d'une cuillerée à bouche par jour. Ce régime, continué pendant six mois, l'a délivré de sa désagréable infirmité, et depuis deux ans, lorsqu'il croit avoir quelque raison de craindre que la dartre ne revienne se fixer à l'avant-bras, il prend, pendant une semaine, de l'Elixir, et il se maintient ainsi dans un état de santé qu'il n'avait pas connu depuis bien des années.

VII.

Un homme de 60 ans, d'un très-grand appétit, faisant peu d'exercice et dormant beaucoup, eut une attaque d'apoplexie séreuse, accompagnée des plus fâcheux symptômes, on lui donna des lavemens irritans et l'on appliqua des synapismes aux pieds; il ne reprit ses sens que le lendemain, 24 heures après l'attaque.

Dans l'espace de cinq mois, il eut trois nouvelles attaques consécutives, qui toutes laissaient de fâcheuses traces : la perte de la mémoire et la surdité.

L'Elixir tonique anti-glaireux fut conseillé à la dose d'une cuillerée par jour. Les sens se sont peu à peu rétablis, le malade a repris ses forces et depuis plus d'un an il n'a pas éprouvé la moindre indisposition.

VIII.

Une dame, âgée de 56 ans, ressentait depuis l'époque de la cessation de ses règles, de fréquens étourdissemens, accompagnés quelquefois de vertiges, surtout lorsqu'elle était dans un état de constipation. Elle eut une assez vive attaque, pour laquelle un officier de santé pratiqua une ample saignée, qui, loin de soulager la malade, la plongea dans une espèce de léthargie, qui n'aurait sans doute cessé qu'avec sa vie si on n'eût détourné la matière glaireuse qui obstruait le cerveau. Onze cuillerées d'E-lixir données d'heure en heure, déterminèrent une si abondante évacuation d'humeurs, que la malade, en reprenant connaissance, comparait ce qui s'était passé en elle à une forte compression exercée sur son cerveau et dont elle sentait diminuer le poids à mesure qu'elle évacuait. Cette dame, ayant eu soin de prendre de l'E-lixir deux fois par semaine, à la dose d'une cuillerée, se maintient dans la meilleure santé.

IX.

Une Dame de 36 ans, sujette dès son enfance à un asthme humide, tombait dans un état comateux, chaque fois que ses règles se supprimaient. Et quand on prenait le change sur son état, et que pour la soulager on appliquait des sangsues au fondement, dans la pensée que le sang s'était porté au cerveau, on aggravait les accidens qui auraient fini, par suite de cette erreur, par devenir très-alarmans, et qui le seraient devenus de plus en plus encore si l'on n'eût pas changé de manière de voir sur cette maladie qui était produite non point par le sang directement, mais par le refoulement de la matière glaireuse des poumons vers le cerveau.

Le médecin appelé auprès de la malade, considérant qu'il était urgent d'évacuer pour débarasser la tête, mais que d'un autre côté il ne fallait pas débiliter les intestins, conseilla l'Elixir tonique anti-glaireux qui opéra comme par enchantement à la dose de 2 cuille-rées par jour, une le matin et l'autre le soir. Les étour-dissemens cessèrent, les règles reparurent et les pou-mons ne furent en aucune manière affectés.

X.

Une jeune dame de 28 ans qui avait eu cinq enfans,

mais qui avait négligé les précautions que les femmes ne devraient jamais omettre après un accouchement, eut des crevasses nombreuses au sein droit et une tumeur blanche au coude du bras droit avec développement de la partie spongieuse de l'os.

Jusqu'à l'âge de 25 ans elle avait toujours rendu le matin une grande quantité de matières glaireuses, dont elle était, disait-elle à sa grande satisfation, débarrassée. Ni les crevasses du sein, ni la tumeur blanche qui était abcédée, ne guérissaient, quoiqu'on fît, et le médecin appréhendait déjà un cancer de la mamelle et une carie de l'os du bras, tant la matière qui s'écoulait de ces deux ulcères était âcre et caustique !

La mère de cette dame rappela au médecin l'existence de l'écoulement tari. Celui-ci supposa, avec raison, que l'humeur laiteuse qui occasionnait tous ces ravages, pouvait bien être combinée avec les glaires de l'estomac qui avaient pris un autre cours ; il ordonna l'Elixir à la dose d'une simple cuillerée à bouche, il fit panser les ulcères avec de la charpie imbibée d'une légère solution alcaline, il augmenta d'un tiers au bout de 15 jours la quantité de l'Elixir, et en cinq mois la cure fut complète. Depuis cette époque cette dame est devenue enceinte et a accouché heureusement d'un enfant bien constitué.

XI.

Un homme de lettres, employé comme rédacteur dans un ministère à Paris, travaille dans une pièce humide au rez-de-chaussée, il y a contracté des douleurs périodiques assez vives dans les articulations des hanches, du genou et du coude. Un médecin qui fut appelé dès le principe, déclara que c'était la goutte, et prescrivit les remèdes usités en pareil cas, qui ne soulagèrent point. Cependant, il y avait absence totale de gonflement et de rougeur : la douleur, d'après le récit du malade, n'avait aucun des caractères des douleurs arthritiques. Il avait seulement remarqué que, lorsque ses articulations n'étaient pas entreprises, même en été, il rendait avec ses urines une grande quantité de sédiment glaireux.

Cette indication fut suffisante pour faire croire à la possibilité de le guérir par l'Elixir. En effet, il en prit pendant tout l'hiver de 1820, et il se délivra de ses douleurs qui n'étaient point occasionnées par la goutte, mais bien par une humeur glaireuses qui s'était portée sur les articulations.

Depuis lors, il a prévenu le retour des accès en usant de l'élixir une ou deux fois chaque mois.

XII.

Une dame âgée d'environ 23 ans se ressentait depuis plus de 8 mois de douleurs d'estomac, qu'elle comparait à un commencement de défaillance, lorsqu'un écoulement blanc survint, et en telle quantité, qu'elle fut bientôt conduite aux portes du trépas. Elle était bouffie, décolorée, sans force: la perte, qui avait tous les caractères d'un écoulement glaireux, avait résisté à tous les moyens qu'on emploie ordinairement pour les tarir.

On sentait la nécessité de dériver ce flux qui allait faire insensiblement succomber la malade, mais on ne se dissimulait pas non plus la difficulté extrême qu'il y avait à évacuer un sujet aussi faible, épuisé d'ailleurs par une longue perte.

C'est dans cette conjoncture que l'Elixir fut employé, d'abord à la dose d'une simple cuillerée à café. Au fur et à mesure qu'on put se rendre maître des accidens, on augmenta cette proportion jusqu'à une cuillerée à bouche. Cette intéressante cure fut terminée après trois mois de constance dans l'emploi de l'Elixir. La malade a pu graduellement digérer une nourriture substantielle et reprendre ses anciennes habitudes.

CONCLUSION.

J'aurais pu, au lieu des observations pratiques qu'on vient de lire, rapporter une immense quantité de lettres que je reçois de toutes parts des personnes qui ont été ou guéries ou soulagées par l'usage de l'Elixir tonique anti-glaireux. Mais de tels témoignages, rendus par des gens étrangers à la médecine, souvent entraînés par la prévention, l'enthousiasme ou la reconnaissance, et qui ne peuvent pas apprécier dans tous ses effets la valeur d'un médicament qui n'agit pas également dans tous les cas; un tel témoignage, dis-je, ne m'aurait pas paru suffisant pour inspirer la confiance à ceux qui ne connaissent pas l'Elixir par eux-mêmes. J'ai préféré donner un petit nombre d'observations authentiques, recueillies par des médecins dont on ne peut contester le mérite et la bonne foi, et laisser aux empiriques et aux charlatans la triste et précaire ressource de se vanter eux-mêmes, ou de se faire faire des complimens par des tiers intéressés. L'Elixir tonique anti-glaireux, n'a pas eu besoin, pour être favorablement accueilli du public, d'être pompeusement annoncé dans les journaux; je n'ai jamais voulu permettre qu'on lui donnât ce genre de publicité, contre lequel on est à bon droit prévenu. Je ne voulais point qu'il eût un succès de vogue, mais bien celui que le temps assure aux choses bonnes et utiles, et je me plais à croire qu'il l'a obtenu.

FIN.

Imprimerie de Gœtschy.